BEI GRIN MACHT SICH IHR
WISSEN BEZAHLT

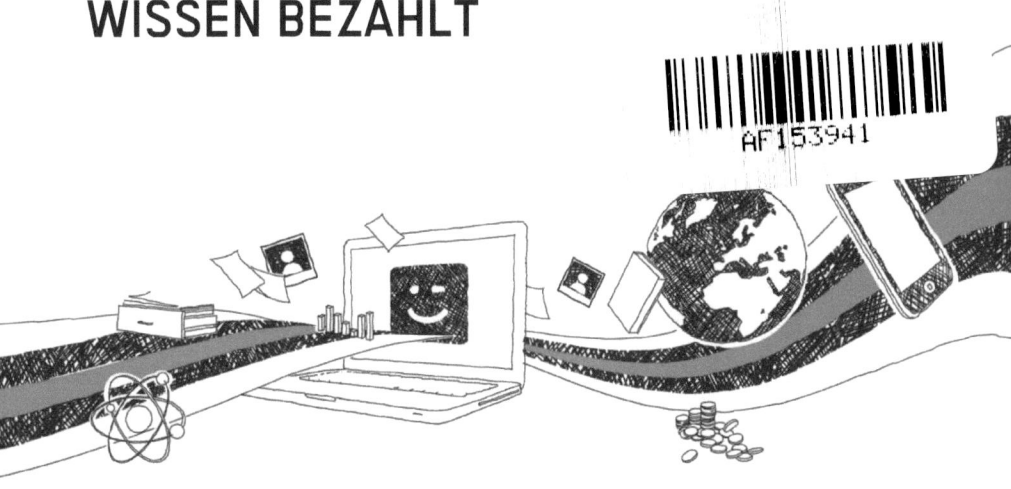

Die Ernährungssituation von Senioren und Seniorinnen in Deutschland im 21. Jahrhundert

Nadja Pförtsch

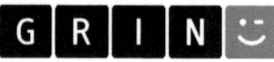

Bibliografische Information der Deutschen Nationalbibliothek:

Die Deutsche Nationalbibliothek verzeichnet diese Publikation in der Deutschen Nationalbibliografie; detaillierte bibliografische Daten sind im Internet über http://dnb.d-nb.de abrufbar.

ISBN: 9783346503060
Dieses Buch ist auch als E-Book erhältlich.

Druck und Bindung: Books on Demand GmbH, Norderstedt Germany
Gedruckt auf säurefreiem Papier aus verantwortungsvollen Quellen

Das vorliegende Werk wurde sorgfältig erarbeitet. Dennoch übernehmen Autoren und Verlag für die Richtigkeit von Angaben, Hinweisen, Links und Ratschlägen sowie eventuelle Druckfehler keine Haftung.

Das Buch bei GRIN: https://www.grin.com/document/1132989

Inhaltsverzeichnis

Abkürzungsverzeichnis

BMI.. Body-Mass-Index

DGE... Deutsche Gesellschaft für Ernährung

DGS... Deutsche Gesellschaft für Seniorenberatung

D-A-CH-Referenzwerte........................... Deutschland-Österreich-Schweiz-Referenzwerte

ErnSiPP... Ernährungssituation von Seniorinnen und Senioren mit Pflegebedarf in Privathaushalten

ErnSTES.. Ernährung in stationären Einrichtungen für Senioren und Seniorinnen

LBM... Lean Body Mass; fettfreie Körpermasse

PAL-Wert... Physical Activity Level

WHO... World Health Organization

1. Einleitung

„Senioren ernähren sich oft einseitig oder versäumen es, ihre Ernährung an den veränderten Nährstoffbedarf anzupassen. [...] Nicht zuletzt steigt bei unausgewogener Ernährung das Risiko für ernährungsmitbedingte Krankheiten wie Gicht, Osteoporose oder Diabetes" (Umschau Zeitschriftenverlag AG 2003). Diese Worte stammen aus einem Interview aus dem Jahr 2003 mit der damaligen Bundesverbraucherministerin Renate Künast und fassen ihre Ansichten über die Ernährungssituation von Senioren und Seniorinnen prägnant zusammen. Um ernährungsmitbedingte Krankheiten zu verhindern, sollte demnach auch im fortgeschrittenen Alter Wert auf eine ausgewogene Ernährung zur Deckung des Bedarfs an Nährstoffen gelegt werden (Umschau Zeitschriftenverlag AG 2003). Doch wie stellt sich die tatsächliche Ernährungssituation dar und tendiert die ältere Generation wirklich zu einer einseitigen, unangemessenen Ernährung?

In diesem Kontext behandelt diese Hausarbeit die Fragestellung, ob Senioren und Seniorinnen in Deutschland adäquat mit Energie und Nährstoffen versorgt sind und welche Bedeutung individuellen Einflüssen beigemessen werden muss. Ziel der Arbeit ist es, einen Überblick über die aktuelle Versorgungslage von älteren Menschen in Deutschland unter verschiedenen Lebensumständen zu erhalten.

Dafür soll der Ernährungszustand von Senioren und Seniorinnen in Deutschland in den ersten zwei Jahrzehnten des 21. Jahrhunderts anhand verschiedener Studien analysiert werden. Die Bezeichnungen *Senioren* und *Seniorinnen, ältere Menschen, Menschen im Rentenalter* und weitere Begriffe, die diese Personengruppe beschreiben, beziehen sich in dieser Arbeit gemäß der Definition für Senioren und Seniorinnen der World Health Organization (WHO) auf Personen ab dem 65. Lebensjahr (World Health Organization 2001, S. 11).

Im ersten Teil der Arbeit wird die allgemeine Ernährungssituation analysiert. Dazu werden die Ergebnisse der *nationalen Verzehrsstudie II* mit den Deutschland-Österreich-Schweiz-Referenzwerten (D-A-CH-Referenzwerte) der Nährstoffzufuhr verglichen und die kritischen Nährstoffe herausgearbeitet. Weiterhin wird auch die Problematik der Beurteilung der Energieversorgung erläutert und eine sinnvolle Möglichkeit vorgestellt, die Versorgung der Menschen mit Energie zu erfassen. Im zweiten Teil der Arbeit werden dann die Einflüsse, die zu der vorliegenden Ernährungssituation geführt haben, beleuchtet. Zunächst soll dargestellt werden, welche physiologischen Veränderungen im Alter die Ernährungssituation bedingen. Diese Veränderungen werden dazu in Einflüsse auf die Körperzusammensetzung, die Verdauung und die Adaptionsfähigkeit eingeteilt. Anschließend wird die Versorgungssituation der älteren Menschen im Kontext des demografischen Wandels geklärt. Hierfür werden zunächst die Ursachen erläutert, die den demografischen Wandel bedingen, um im Anschluss auf dessen

Auswirkungen auf die Bevölkerungs- und Familienstruktur und die Gesundheitsversorgung und Pflege einzugehen. Um die Versorgung genau beurteilen zu können findet eine getrennte Betrachtung der Ernährungssituation von Senioren und Seniorinnen in stationären Einrichtungen und Privathaushalten statt. Dabei werden die zuhause lebenden Menschen über 65 Jahren je nach Pflegebedürftigkeit in Menschen mit Pflegebedarf und sich selbstständig Versorgende unterteilt. Abschließend werden im Fazit noch einmal die wichtigsten Erkenntnisse zusammengefasst.

2. Die Ernährungssituation von Senioren und Seniorinnen im Vergleich zu den D-A-CH-Referenzwerten

Die von der Deutschen Gesellschaft für Ernährung (DGE), in Zusammenarbeit mit den österreichischen und schweizerischen Fachgesellschaften entwickelten D-A-CH-Referenzwerte dienen als Hilfsmittel, um eine adäquate Versorgung mit Nährstoffen zu gewährleisten. Sie enthalten Angaben zur täglichen Bedarfsmenge an Mikro- und Makronährstoffen für die unterschiedlichen Altersgruppen. „Mit einer Zufuhr in Höhe der Referenzwerte werden lebenswichtige physische und psychische Funktionen sichergestellt, Mangelkrankheiten ebenso wie eine Überversorgung verhindert, Körperreserven geschaffen und – wo möglich – wird ein Beitrag zur Prävention chronischer ernährungsmitbedingter Krankheiten geleistet" (Deutsche Gesellschaft für Ernährung e. V. o. J.c). Gemäß der Definition für ältere Menschen der WHO sind für diese Bevölkerungsgruppe die Referenzwerte für Menschen über 65 Jahren relevant (Deutsche Gesellschaft für Ernährung e. V. o. J.c).

Um die Ernährungssituation der älteren Generation adäquat beurteilen zu können werden nachfolgend die D-A-CH-Referenzwerte den Ergebnissen der *Nationalen Verzehrsstudie II* gegenübergestellt. Die Ergebnisse dieser Studie des Max Rubner-Instituts geben einen Überblick über die Versorgung der Bevölkerung mit Nährstoffen. Die Erhebung wurde zwischen dem 03.11.2005 und dem 30.11.2006 unter Anwendung der Diet-History-Methode durchgeführt. Für die Analyse der Ernährungssituation von Menschen im Rentenalter sind die Werte der Befragten im Alter von 65 bis 80 Jahren relevant (Max Rubner-Institut 2008, S. 1ff.).

Der Vergleich der *nationalen Verzehrsstudie II* mit den D-A-CH-Referenzwerten bietet eine Orientierungshilfe, um Risiken für Unter- und Überversorgung mit Nährstoffen zu erkennen (*siehe Anhang A*). Dabei wird deutlich, dass ein besonderes Risiko für eine Unterversorgung mit Vitamin D, Folat, Kalium und Calcium besteht. Männer weisen zudem im Mittel eine zu geringe Aufnahme an Zink auf. Grenzwertig verringerte Werte finden sich beim Anteil von Kohlenhydraten am Gesamtenergiegehalt und der Zufuhr von Ballaststoffen. Hinweise auf eine Überversorgung gibt es vor allem hinsichtlich der Protein- und Fettzufuhr. Bei Männern ist zusätzlich die Versorgung mit Vitamin A, Niacin, Vitamin C, Natrium und Jod erhöht. Bezüglich der Flüssigkeitszufuhr kann festgehalten werden, dass die tatsächliche Zufuhr alkoholfreier Getränke die Referenzwerte erreicht (Deutsche Gesellschaft für Ernährung e. V. o. J.c; Max Rubner-Institut 2008, S. 92ff.).

Eine Besonderheit stellt die Interpretation der Ergebnisse der Energiezufuhr dar. Der Energiebedarf setzt sich aus den individuellen Komponenten Grundumsatz, körperliche Aktivität und nahrungsinduzierte Thermogenese zusammen (Deutsche Gesellschaft für Ernährung e. V. 2011, S. 1). Die DGE betont, dass im Falle einer Abweichung der genannten Variablen von den, den Referenzwerten zugrunde gelegten Normwerten, auch eine Anpassung der entsprechenden Richtwerte für die Energiezufuhr erfolgen muss. Aufgrund dieser Tatsache fällt auch die Beurteilung der adäquaten Versorgung des Organismus mit Energie schwer. Die DGE empfiehlt deswegen, das Körpergewicht als Kontrollparameter für eine angemessene Energiezufuhr heranzuziehen, denn eine langfristig positive Energiebilanz, bei der mehr Energie zugeführt, als verbraucht wird, führt laut Boeing zu Übergewicht (Boeing 2005; Deutsche Gesellschaft für Ernährung e. V. o. J.b). Zur Beurteilung der Versorgungsituation mit Energie können demnach Ergebnisse der Forschung bezüglich des Auftretens von Übergewicht in der Bevölkerung herangezogen werden. Der vom Robert Koch-Institut durchgeführten Studie *Gesundheit in Deutschland aktuell 2009* wird dafür der Body-Mass-Index (BMI), der als „Verhältnis des Körpergewichts in Kilogramm zum Quadrat der Körpergröße in Metern" (Robert Koch-Institut 2011, S. 100) definiert ist, zugrunde gelegt (Robert Koch-Institut 2011, S. 100). Laut WHO ist das Körpergewicht in mehrere, vom BMI abhängige Kategorien eingeteilt, die in der folgenden Tabelle aufgeführt sind und sowohl bei Männern als auch bei Frauen zur Anwendung kommen (World Health Organization 2000, S. 8f.).

Tabelle 1: Gewichtskategorien nach WHO in Abhängigkeit vom BMI

Kategorie	BMI (gültig für Männer und Frauen)
Untergewicht	< 18,5
Normalgewicht	18,5 – 24,99
Übergewicht	≥ 25
Präadipositas	25 – 29,99
Adipositas Grad I	30 – 34,99
Adipositas Grad II	35 – 39,99
Adipositas Grad III	≥ 40

Quelle: Eigene Darstellung in Anlehnung an: World Health Organization 2000, S. 8f.

3

Die Ergebnisse der Studie *Gesundheit in Deutschland aktuell 2009* sind alarmierend, denn 38,7% der Frauen über 65 Jahren waren übergewichtig. Der Anteil übergewichtiger Männer lag in dieser Altersgruppe sogar bei 50,1%. Weitere 22,1% der Seniorinnen und 21,2% der Senioren litten bereits unter Adipositas. Die Studie zeigte auch, dass Untergewicht im Alter nur eine untergeordnete Rolle spielt, denn nur 1,4% der Frauen und 0,1% der Männer über 65 Jahren waren betroffen (Robert Koch-Institut 2011, S. 100f.).

Die Gründe für diese bedenkliche Ernährungssituation sind vielfältig. Um zu verstehen, wie dieses Ergebnis zustande kommt, ist das nachfolgende Kapitel den Einflüssen gewidmet, die die Versorgung der Bevölkerung bedingen.

3. Einflüsse auf die Ernährungssituation

Die Ernährungssituation im Alter ist das Ergebnis vieler Faktoren, die die Versorgung mit Nährstoffen beeinflussen. Neben dem demografischen Wandel, der Gegenstand des nächsten Unterkapitels sein wird, sind auch physiologische Altersveränderungen für die Versorgungssituation relevant. Diese werden im Folgenden erläutert.

3.1 Physiologische Veränderungen im Alter

Physiologische Veränderungen des menschlichen Körpers im Alter haben einen wesentlichen Einfluss auf die Versorgung der Menschen mit Nährstoffen. Elmadfa und Loitzmann teilen diese Veränderungen in die Kategorien Einflüsse auf den Energieverbrauch, die Verdauung und die Adaptionsfähigkeit ein (Elmadfa/Leitzmann 2019, S. 609).

3.1.1 Einflüsse auf den Energiebedarf

Nach Elmadfa und Leitzmann wird die Abnahme des Energiebedarfs um ungefähr 300-400 kcal pro Tag durch Faktoren wie der, mit zunehmendem Alter einhergehenden Verminderung des Grundumsatzes um ca. 2% pro Jahrzehnt und dem natürlichen Rückgang der körperlichen Betätigung durch begrenzte Leistungsfähigkeit bedingt. Auch die Verteilung der Körperkompartimente verändert sich im Alterungsprozess. Während die fettfreie Körpermasse (LBM) einen Rückgang zu verzeichnen hat, wodurch auch der Anteil des Gesamtkörperwassers absinkt und um das 85. Lebensjahr Werte von 45-50% erreicht, erhöht sich der Körperfettgehalt. Diese Veränderung wirkt einer Verringerung des Körpergewichts entgegen. Auch die Knochenmasse ist von den physiologischen Entwicklungen betroffen, denn im Alter findet natürlicherweise ein Abbau der Knochensubstanz statt, der in Krankheiten wie Osteoporose und dem damit verbundenen erhöhten Risiko für Knochenbrüche enden kann. Einem erhöhten Osteoporose-Risiko sind dabei vor allem Frauen ausgesetzt, denn der nach der Menopause einsetzende Rückgang des Östrogenspiegels bedingt auch einen vorzeitigen Abbau der

Knochen (Elmadfa/Leitzmann 2019, S. 609f.). Aufgrund dieser Faktoren sollte laut DGE eine Anpassung der Ernährung erfolgen. Der sinkende Energiebedarf erfordert eine verminderte Energiezufuhr, während der Vitamin- und Mineralstoffbedarf konstant bleibt oder erhöht ist. Deshalb empfiehlt die DGE, bei der Wahl der Nahrungsmittel auf solche mit hoher Nährstoffdichte und geringerer Energiedichte zurückzugreifen (Deutsche Gesellschaft für Ernährung e. V. 2014, S. 12f.).

3.1.2 Einflüsse auf die Verdauung

Doch nicht nur die Körperkompartimente verändern sich mit zunehmendem Alter, auch die Verdauung unterliegt Veränderungsprozessen. Elmadfa und Leitzmann beschreiben in diesem Zusammenhang eine verminderte Produktion von Speichel und Magensäure, einen Rückgang der Resorption von Fett und Calcium und eine vermehrte Intoleranz von Kohlenhydraten. Auch der Gastrointestinaltrakt verändert sich. Beispielsweise reduziert sich die Elastizität der Darmwände im Dickdarm und die intestinale Transitzeit verlängert sich, wodurch Verstopfung begünstigt wird (Elmadfa/Leitzmann 2019, S. 609ff.). Vor allem die Reduktion der Magensäure ist Bestandteil weiterer Studien. Saltzmann und Russell kamen zu der Erkenntnis, dass die häufig im Alter auftretende atrophische Gastritis und der damit einhergehende Mangel an Magensäure die Aufnahme von Nährstoffen wie Vitamin K, Folsäure, Vitamin B_{12}, Calcium und Eisen beeinträchtigt (Saltzman/Russell 1998). Bhutto und Morley ergänzen diese kritischen Nährstoffe noch um Vitamin D (Bhutto/Morley 2008). Als weitere Auswirkung der zu geringen Konzentration an Magensäure führen Saltzmann und Russell außerdem die Entstehung einer bakteriellen Fehlbesiedelung an (Saltzman/Russell 1998). Ferner konnten Biesalski, Grimm und Nowitzki-Grimm in einer Beobachtung feststellen, dass sich das Risiko für Altersanorexie erhöht, da die Sättigungsfaktoren aktiver werden (Biesalski/Grimm/Nowitzki-Grimm 2020, S. 350f.). Ergänzend ergab eine Studie von Britton und McLaughlin, dass die vorzeitige Sättigung auch durch eine Verringerung der Magendehnung im Alter ausgelöst wird (Britton/McLaughlin 2013).

3.1.3 Einflüsse auf die Adaptionsfähigkeit

Neben den alterstypischen Veränderungen der Verdauung und der Körperkompartimente werden nachfolgend Faktoren vorgestellt, die die Adaptionsfähigkeit des Körpers betreffen. Aus der Sicht von Elmadfa und Leitzmann betreffen diese Veränderungen den Geschmacks- und Geruchssinn, das Durstempfinden und den Kau- und Schluckapparat. Weiterhin haben auch Krankheiten einen Einfluss auf die Ernährungssituation. Grundlegend für die Veränderung des Geschmacks und Geruchsinns ist die Reduktion der Geschmacksknospen, die mit einer Verminderung der Sensitivität einhergeht. Folgen dieser Entwicklung sind Appetitlosigkeit und eine erschwerte Beurteilung der Süße und Salzigkeit von Nahrung, die negative Auswirkungen auf die Entstehung von Krankheiten wie Diabetes mellitus und Bluthochdruck hat (Elmadfa/Leitzmann 2019, S. 609ff.). Dörr ergänzt, dass das Durstempfinden durch die Einnahme von Medikamenten und durch allgemeine Alterungsprozesse vermindert wird (Dörr 2020). Biesalski und Kollegen beschreiben in diesem Zusammenhang den Rückgang von funktionellen Neuronen, die für die Regulation des Dursts verantwortlich sind (Biesalski, Grimm,/Nowitzki-Grimm 2020, S. 350f.). Elmadfa und Leitzmann führen weiterhin aus, dass Veränderungen des Kau- und Schluckapparats ebenfalls einen Beitrag zur Ernährungssituation leisten. Durch eine Verringerung der Muskelkraft der Speiseröhre mit zunehmendem Alter sind Menschen der älteren Generation häufig von Schluckbeschwerden betroffen. Weiterhin stellen auch Zahnverlust und unzufriedenstellend angepasste Zahnprothesen eine große Belastung bei der Nahrungsaufnahme dar. Betroffene Personen weichen deswegen meist auf eine Kostform aus, die arm an Ballaststoffen und Nährstoffen ist, sich aber besser mit den Beschwerden im Kau- und Schluckapparat vereinen lässt. Überdies hat auch die steigende Prävalenz für Krankheiten einen entscheidenden Einfluss auf die Versorgung der älteren Bevölkerung mit Nährstoffen. Erkrankungen wie Demenz und der mit dem Alterungsprozess einhergehende Verfall von Gehirnzellen, der sich beispielsweise in Form von Morbus Alzheimer manifestiert, beeinflussen die Nahrungsaufnahme erheblich. In Folge dieser Erkrankungen kann die Nahrungsaufnahme nicht mehr wie gewohnt stattfinden und es entwickeln sich zeitnah Mangelzustände. Auch das Auftreten von Infektionskrankheiten ist erhöht. Diese Gegebenheit beruht auf einer Abnahme der Immunfunktion im Alter (Elmadfa/Leitzmann 2019, S. 609ff.). Dörr verweist außerdem auf die häufig in Folge diverser Erkrankungen und des allgemeinen Gesundheitszustands auftretende Bettlägerigkeit. Da Sonnenlicht für die körpereigene Synthese von Vitamin D unabdingbar ist, empfiehlt sie in entsprechenden Fällen eine Substitution des Vitamins (Dörr 2020).

Die in diesem Kapitel gewonnenen Erkenntnisse verdeutlichen, wie viel Einfluss physiologische Altersveränderungen auf die Ernährungssituation haben. Allerdings hat auch der demografische Wandel nicht zu unterschätzende Auswirkungen auf die Versorgung der älteren Bevölkerung mit Nahrung und soll deswegen im nächsten Kapitel vorgestellt werden.

3.2 Versorgung von Senioren und Seniorinnen in Zeiten des demografischen Wandels

3.2.1 Veränderungen der Alters- und Familienstruktur

Das Statistische Bundesamt beschreibt den demografischen Wandel als das Wachstum des Anteils älterer Menschen an der Bevölkerung, bei gleichzeitigem Rückgang des Anteils jüngerer Personen. Dadurch verändert sich die Bevölkerungsstruktur maßgeblich (Statistisches Bundesamt 2016, S. 10). Im Folgenden werden die zugrundeliegenden Ursachen des demografischen Wandels erläutert, um nachfolgend auf dessen Auswirkungen und deren Einfluss auf die Ernährungssituation einzugehen.

In dem Bericht *Ältere Menschen in Deutschland und der EU* führt das statistische Bundesamt die wichtigsten Faktoren dieser Entwicklung auf. Zunächst ist hier die Lebenserwartung der Menschen zu nennen, die seit dem 19. Jahrhundert einen Anstieg um mehr als 100% zu verzeichnen hat. Dabei liegt die Lebenserwartung neugeborener Mädchen ca. 5 Jahre über der Lebenserwartung der Jungen (Statistisches Bundesamt 2016, S. 44). Außerdem erreicht nun die Generation der Babyboomer das Rentenalter, während die Geburtzahlen weiter fallen (Statistisches Bundesamt 2019, S. 15ff.). Diese Umstände bedingen die Änderung der Altersstruktur, denn Erhebungen des Statistischen Bundesamts ergaben, dass 1990 noch 5,2 Millionen Menschen der Generation ab 65 Jahren angehörten, sich diese Zahl bis zum Jahr 2014 allerdings auf 17,2 Millionen erhöht hat, obwohl das Wachstum der Gesamtbevölkerung nur bei 1,8% lag. Vorausberechnungen für das Jahr 2050 lassen einen Anteil von 13% der über 80-Jährigen an der Gesamtbevölkerung vermuten (Statistisches Bundesamt 2016, S. 12ff.).

Diese Entwicklungen wirken sich auch auf die Pflegesituation und Gesundheitsversorgung aus. Auswertungen des statistischen Bundesamts ergeben, dass immer mehr Patienten und Patientinnen in Krankenhäusern der Generation ab 65 Jahren angehören. Der Anteil von älteren Menschen an allen im Krankenhaus Behandelten liegt bei fast 50%. Diese Entwicklung ist durch die steigende Lebenserwartung, die häufigere Krankenhausaufenthalte im Alter nach sich zieht, bedingt (Statistisches Bundesamt 2016, S. 54f.). In der Pflege zeigen sich die Auswirkungen des demografischen Wandels durch einen Anstieg des Pflegebedarfs. Eine weitere Untersuchung des Statistischen Bundesamts stellte fest, dass 83% der 2013 als pflegebedürftig eingeschätzten Einwohner Deutschlands Personen im Rentenalter waren. Dies ist vor allem auf den hohen Anteil Pflegebedürftiger unter Hochbetagten zurückzuführen, denn 2013 waren 64% der über 90-Jährigen auf Pflege angewiesen. Die Versorgung der Pflegebedürftigen findet bei 29% stationär statt, wohingegen 71% der Betroffenen zuhause gepflegt werden. Ungefähr zwei Drittel der zuhause versorgten Menschen werden durch Angehörige versorgt, während ein Drittel dieser Personen auf die Pflege durch ambulante Dienste angewiesen ist (Statistisches Bundesamt 2016, S. 58ff.). Diese Entwicklungen bedingen eine ausreichende Anzahl an Pflegekräften, die aufgrund des Fachkräftemangels nicht mehr gewährleistet werden kann (PricewaterhouseCoopers 2010, S. 35ff.).

Neben dem Pflege- und Gesundheitswesen wird auch die Familienstruktur durch den demografischen Wandel geprägt. Personen ab 65 Jahren lebten 2013 zu 92% in Eingenerationenhaushalten. Bedingt durch den Tod des Partners leben 74% der Seniorinnen und 34% der Senioren in Einpersonenhaushalten (Statistisches Bundesamt 2016, S. 62ff.).

Diese Entwicklungen erschweren die Versorgung Pflegebedürftiger im Rentenalter. Deswegen sollen im Folgenden die Auswirkungen des demografischen Wandels auf die Versorgung und die damit einhergehende Ernährungssituation beleuchtet werden.

3.2.2 Versorgung von Senioren und Seniorinnen in Heimen und Krankenhauseinrichtungen

Im Rahmen der Studie *Ernährung in stationären Einrichtungen für Senioren und Seniorinnen (ErnSTES-Studie 1)* wurde die Ernährungssituation von Bewohnern und Bewohnerinnen stationärer Pflegeeinrichtungen untersucht. Bei 11% der Befragten konnte eine Mangelernährung festgestellt werden, während weitere 50% davon gefährdet waren. Die empfohlene tägliche Energiezufuhr wurde von 53% der männlichen und 42% der weiblichen Partizipanten nicht erreicht. Auch die Versorgung mit den Mikronährstoffen Vitamin D, Vitamin E, Vitamin C, Folat, Calcium und Magnesium war unzureichend. Weiterhin konnte ein Ungleichgewicht des Verhältnisses der energieliefernden Nährstoffe beobachtet werden, denn einer niedrigen Ballaststoff- und Proteinzufuhr stand eine Überversorgung mit Fett und einfachen Kohlenhydraten gegenüber. Diese Ergebnisse kommen durch ungeeignete Ernährungsgewohnheiten wie beispielsweise einem geringen Verzehr von Rohkost und Obst, mangelnde Unterstützung beim Essensprozess und Appetitlosigkeit zustande. Eine weitere Erkenntnis dieser Studie ist, dass die Höhe des Pflegegrades negativ mit der Versorgung der Betroffenen mit Energie und Nährstoffen korreliert (Deutsche Gesellschaft für Ernährung e. V 2009).

Gestützt werden die Resultate der *ErnSTES Studie* durch weitere Untersuchungen, wie die *German hospital malnutrition study*, die sich unter anderem mit der Versorgung älterer Krankenhauspatienten und -patientinnen beschäftigte. Die Autoren kamen dabei zu dem Ergebnis, dass 34% der über 70 Jahre alten Befragten mangelernährt waren, wenngleich nur 7,8% der Partizipanten unter 30 Jahren an Mangelernährung litten. Als Einflussfaktoren auf dieses Ungleichgewicht konnten die Länge des Krankenhausaufenthalts, das höhere Alter, bösartige Erkrankungen und Komorbidität identifiziert werden (Pirlich et al. 2006).

Den Studien zufolge stellen sich körperliche Veränderungen und die Personalsituation in den stationären Einrichtungen als Einflussfaktoren auf die Ernährungssituation der Einwohner heraus. Die Ergebnisse der Untersuchungen unterstreichen die Relevanz von ausreichend verfügbaren Ernährungsfachkräften in stationären Einrichtungen. Durch den mit dem demografischen Wandel einhergehenden Anstieg des Pflegebedarfs und den vorherrschenden Fachkräftemangel kann die Versorgung der Menschen, die in stationären Einrichtungen untergebracht sind, nicht mehr ausreichend sichergestellt werden (PricewaterhouseCoopers 2010, S. 35ff.). Diese These unterstreichen auch die im Rahmen des *nutritionDay 2018* ermittelten Zahlen, denn nur 10,4% der teilnehmenden Stationen und 30,4% der Pflegeeinrichtungen verfügten über eine Diätassistenz. Eine Ansprechperson für Ernährung war in circa 50% der Krankenhäuser und Heime anwesend. In diesem Zusammenhang steht auch die Tatsache, dass von Mangelernährung Betroffene nur teilweise eine Ernährungsintervention erhielten. Außerdem muss davon ausgegangen werden, dass die am *nutritionDay* beteiligten stationären Einrichtungen ein überdurchschnittliches Interesse an der Ernährung aufwiesen und sich die tatsächliche Situation noch deutlich schlechter darstellen könnte. Deshalb ist eine Verbesserung der Verfügbarkeit ernährungsmedizinischer Fachkräfte notwendig, um der mangelhaften Ernährungssituation entgegenzuwirken (Deutsche Gesellschaft für Ernährung e.V. 2020, S. 209ff.).

3.2.3 Beurteilung der Ernährungssituation alleinstehender Senioren und Seniorinnen

Bedeutende Auswirkungen auf die Ernährungssituation alleinstehender Senioren und Seniorinnen hat der Grad der Selbstständigkeit (Deutsche Gesellschaft für Ernährung e. V. o. J.a). Um die Versorgung älterer, alleinstehender Menschen entsprechend beurteilen zu können müssen demnach Studien herangezogen werden, die die Pflegebedürftigkeit der Befragten berücksichtigen.

Die Studie *Ernährungssituation von Seniorinnen und Senioren mit Pflegebedarf in Privathaushalten (ErnSiPP-Studie)* bietet in diesem Zusammenhang umfassende Informationen. Dabei wiesen ambulant oder durch Angehörige Verpflegte keine Unterschiede hinsichtlich der Energie- und Nährstoffversorgung auf. Unterstützt wurden die Befragten in Bereichen wie dem Erledigen der Einkäufe, der Zubereitung und dem Verzehr der Mahlzeiten. Je höher die Pflegestufe der untersuchten Personen war, desto weniger selbstständig konnten sie diese Tätigkeiten absolvieren. Diese Problematik spiegelt sich auch in der Versorgung mit Energie und Nährstoffen wider. Bei 59% der untersuchten Menschen konnte seit Beginn der Pflegebedürftigkeit ein Gewichtsverlust verzeichnet werden. Trotz der Tatsache, dass der BMI im Mittel im Bereich der Präadipositas angesiedelt war und circa ein Drittel der Teilnehmer und Teilnehmerinnen der Studie unter Adipositas litt, liegt das Risiko einer Mangelernährung bei 57,4%. Tatsächlich von Mangelernährung betroffen waren bereits 13,4% der Befragten. Dies ist auf die, unter den Referenzwerten liegende tägliche Energiezufuhr zurückzuführen, die mit einer verringerten Nährstoffzufuhr einhergeht. Als problematisch war dabei die Zufuhr von Vitamin D, Vitamin E, Folat und Calcium einzuordnen. Seniorinnen nahmen im Mittel auch zu wenig Thiamin und Vitamin C auf. Ebenfalls zu niedrig war die tägliche Ballaststoffzufuhr und der Anteil der Kohlenhydrate an der Gesamtenergiezufuhr, wohingegen der Anteil von Fett und Proteinen über den empfohlenen Richtwerten lag. Ursächlich für den Ernährungszustand pflegebedürftiger, alleinstehender Menschen über 65 Jahren sind das Ausmaß der Pflegebedürftigkeit, aber auch die in Kapitel 3.1 erläuterten körperlichen Veränderungen, wie beispielsweise Kau- und

Schluckbeschwerden, nachlassender Appetit und Erkrankungen, die die Motivation und das Bedürfnis zur Nahrungsaufnahme herabsetzen können. Ebenfalls zu erwähnen ist der Rückgang des Durstempfindens, der bei 18,4% der Befragten regelmäßig zu einer deutlich verringerten Flüssigkeitsaufnahme führte. Abschließend muss noch betont werden, dass die Repräsentativität der Studie für pflegebedürftige Alleinstehende nicht abschließend beurteilt werden kann, da unklar ist, wie sich die Ernährungssituation von Senioren und Seniorinnen, die aufgrund größerer gesundheitlicher Probleme und einem erhöhten Pflegeaufwand nicht an der Studie partizipieren konnten, verhält. Außerdem sind keine genauen Angaben über das Gesundheits- und Ernährungsbewusstsein der beteiligten Familienmitglieder und Pflegekräfte bekannt (Deutsche Gesellschaft für Ernährung e. V. o. J.a).

Während sich die *ErnSiPP-Studie* mit pflegebedürftigen Menschen im Rentenalter beschäftigt, stehen bei der Studie *Ernährung ab 65* der DGE selbstständige Alleinstehende im Fokus. Dabei konnte festgestellt werden, dass das Bewusstsein für die Bedeutung richtiger Ernährung groß ist. Je höher das Alter, desto mehr nimmt diese jedoch Einstellung ab. Zudem hatte das Auftreten von Krankheiten einen negativen Einfluss auf die Ernährungssituation (Volkert/Kreuel/Stehle 2002a, 2002b). Auch die Deutsche Gesellschaft für Seniorenberatung (DGS) widmete sich mit einer Studie der Problematik der Ernährung im Alter und kam dabei zu dem Ergebnis, dass das Altern dazu beiträgt, dass sich Menschen über 65 Jahre nicht mehr selbstständig versorgen können. 31% der Partizipanten waren demnach bereits auf Hilfe angewiesen. In Folge dieser Entwicklung neigten Betroffene vor allem dazu, warme Mahlzeiten auszulassen. Ergänzend spielt auch das Vergessen von Nahrungsaufnahme und ein ungenügender Vorrat an Lebensmitteln eine große Rolle (DGS Deutsche Gesellschaft für Seniorenberatung e.V. o. J.).

4. Schluss

Diese wissenschaftliche Arbeit sollte die Frage klären, wie die Ernährungssituation der Senioren und Seniorinnen Deutschlands in den ersten zwei Jahrzehnten des 21. Jahrhunderts zu beurteilen ist. Weiterhin sollten dabei individuelle Lebensumstände herausgearbeitet werden, die die Versorgung der älteren Generation mit Energie und Nährstoffen beeinflussen.

Dafür wurde zunächst die allgemeine Ernährungssituation abgebildet und mit den D-A-CH-Referenzwerten verglichen, um nachfolgend die kritischen Nährstoffe älterer Menschen hervorheben zu können. Ergänzend wurde die Problematik der Beurteilung der Energieversorgung erläutert und eine Methode vorgestellt, um feststellen zu können, ob die Energiezufuhr den Empfehlungen entspricht. Im Anschluss widmete sich die Arbeit den Einflüssen auf die Ernährungssituation der Menschen über 65 Jahren. Sie kommt dabei zu dem Ergebnis, dass sowohl körperliche Veränderungen, die mit dem natürlichen Alterungsprozess einhergehen, als auch die Lebensumgebung der Senioren und Seniorinnen eine große Rolle spielen. Dafür wurde die Ernährungssituation von Pflegebedürftigen in Heimen und Alleinstehender mit und ohne Pflegebedarf erläutert. Zusammenfassend kommt die vorliegende Arbeit zu dem Ergebnis, dass die Versorgungsituation nicht verallgemeinert werden kann. Je nachdem, wie weit der Alterungsprozess des Individuums fortgeschritten ist und ob sich der Betroffene noch ausreichend selbst ernähren kann, oder zur Verpflegung auf ein Heim, den Pflegedienst oder Angehörige angewiesen ist, gestaltet sich auch die Versorgung mit Energie und Nährstoffen.

In Folge der Ergebnisse dieser Arbeit sollte der Unterstützung älterer Menschen bei der täglichen Ernährung in Zukunft eine höhere Bedeutung beigemessen werden. Ergänzend sollten Bildungsangebote bezüglich der Ernährung etabliert werden, um die Selbstständigkeit der Bevölkerung in diesem Bereich zu fördern und dadurch einen Beitrag zur Vermeidung ernährungsmitbedingter Krankheiten zu leisten.

Anhänge und Materialien

Anhang A: Ernährungssituation von Senioren und Seniorinnen im Vergleich mit den D-A-CH-Referenzwerten

Nährstoff	Referenzwert für Erwachsene 65 Jahre und älter männlich	Referenzwert für Erwachsene 65 Jahre und älter weiblich	Mittelwert der Zufuhr (65-80-Jährige) männlich	Mittelwert der Zufuhr (65-80-Jährige) weiblich	Median der Zufuhr (65-80-Jährige) männlich	Median der Zufuhr (65-80-Jährige) weiblich
Energie	PAL-Wert 1,4 → 2100 kcal/Tag; 1,6 → 2500 kcal/Tag; 1,8 → 2800 kcal/Tag	PAL-Wert 1,4 → 1700 kcal/Tag; 1,6 → 1900 kcal/Tag; 1,8 → 2100 kcal/Tag	2191 kcal/Tag	2129 kcal/Tag	1753 kcal/Tag	1708 kcal/Tag
	Physical Activity Level (PAL-Wert) = Körperliche Aktivität eines Menschen		(mittlere körperliche Aktivität und Normalgewicht)			
Wasser	30 ml/kg u. Tag		1932 g/Tag	2091 g/Tag	1886 g/Tag	2030 g/Tag
			(Zufuhr aus alkoholfreien Getränken)			
Alkohol	maximal 20 g/Tag (nur für Gesunde)	maximal 10 g/Tag (nur für Gesunde)	15,5 g/Tag	4,3 g/Tag	9,5 g/Tag	1,1 g/Tag
Makronährstoffe						
Protein	1 g/kg Körpergewicht/Tag (Grundlage: Normalgewicht) — 67 g/Tag (Schätzwert bei Referenzgewicht)	57 g/Tag (Schätzwert bei Referenzgewicht)	77,8 g/Tag	61,6 g/Tag	76,2 g/Tag	60,6 g/Tag
Kohlenhydrate / Ballaststoffe	Kohlenhydrate: > 50% der Energiezufuhr; Ballaststoffe: mindestens 30 g/Tag		44,6% / 27,3 g/Tag	48,5% / 24,9 g/Tag	44,1% / 25,6 g/Tag	48,5% / 23,8 g/Tag
Fett	30 % der Energiezufuhr		36%	35,5%	36,1%	35,3%
Essentielle Fettsäuren						
Linolsäure (n-6)	2,5 % der Energiezufuhr		keine Angabe	keine Angabe	keine Angabe	keine Angabe
α-Linolensäure (n-3)	0,5 % der Energiezufuhr (Schätzwert)		keine Angabe	keine Angabe	keine Angabe	keine Angabe
Mikronährstoffe - Vitamine						

Vitamin A	800 μg Retinolaktivitätsäquivalent /Tag ≙ 800 μg Retinol ≙ 9600 μg β-Carotin	700 μg Retinolaktivitätsäquivalent /Tag ≙ 700 μg Retinol ≙ 8400 μg β-Carotin	2100 μg/Tag 1000 μg/Tag 4800 μg/Tag	1700 μg/Tag 700 μg/Tag 5000 μg/Tag	1800 μg/Tag 700 μg/Tag 4100 μg/Tag	1500 μg/Tag 500 μg/Tag 4100 μg/Tag
Vitamin D	20 μg/Tag (ohne endogene Synthese)		4,4 μg/Tag	3,4 μg/Tag	3,3 μg/Tag	2,6 μg/Tag
Vitamin E	12 mg RRR-α-Tocopherol-Äquivalent /Tag ≙ 12 mg RRR-α-Tocopherol ≙ 17,88 IE ≙ 1 mg all-rac-α-Tocopherylacetat	11 mg RRR-α-Tocopherol-Äquivalent /Tag ≙ 11 mg RRR-α-Tocopherol ≙ 16,39 IE ≙ 1 mg all-rac-α-Tocopherylacetat	13,8 mg/Tag	12,6 mg/Tag	12,4 mg/Tag	11,3 mg/Tag
Vitamin K	80 μg/Tag	65 μg/Tag	keine Angabe	keine Angabe	keine Angabe	keine Angabe
Thiamin	1,1 mg/Tag	1,0 mg/Tag	1,4 mg/Tag	1,2 mg/Tag	1,3 mg/Tag	1,1 mg/Tag
Riboflavin	1,3 mg/Tag	1,0 mg/Tag	1,8 mg/Tag	1,6 mg/Tag	1,6 mg/Tag	1,4 mg/Tag
Niacin	14 mg Niacin-Äquivalente /Tag ≙ 14 mg Niacin ≙ 840 mg Tryptophan	11 mg Niacin-Äquivalente /Tag ≙ 11 mg Niacin ≙ 660 mg Tryptophan	32,7 mg/Tag	25,9 mg/Tag	31,5 mg/Tag	24,7 mg/Tag
Vitamin B₆	1,6 mg/Tag	1,4 mg/Tag	2,2 mg/Tag	1,8 mg/Tag	2,0 mg/Tag	1,7 mg/Tag
Folat	300 μg Folat-Äquivalent/Tag ≙ 300 μg Nahrungsfolat ≙ 150 μg synthetische Folsäure		282 μg/Tag	264 μg/Tag	261 μg/Tag	238 μg/Tag
Pantothensäure	6 mg/Tag		keine Angabe	keine Angabe	keine Angabe	keine Angabe
Biotin	40 μg/Tag		keine Angabe	keine Angabe	keine Angabe	keine Angabe
Vitamin B₁₂	4,0 μg/Tag		5,9 μg/Tag	4,3 μg/Tag	5,5 μg/Tag	4,0 μg/Tag
Vitamin C	110 mg/Tag	95 mg/Tag	142 mg/Tag	148 mg/Tag	128 mg/Tag	132 mg/Tag
Mikronährstoffe – Mengenelemente						
Natrium	1500 mg/Tag		3058 mg/Tag	2376 mg/Tag	2939 mg/Tag	2309 mg/Tag
Chlorid	2300 mg/Tag		keine Angabe	keine Angabe	keine Angabe	keine Angabe
Kalium	4000 mg/Tag		3498 mg/Tag	3125 mg/Tag	3374 mg/Tag	3066 mg/Tag
Calcium	1000 mg/Tag		970 mg/Tag	918 mg/Tag	909 mg/Tag	873 mg/Tag
Phosphor	700 mg/Tag		keine Angabe	keine Angabe	keine Angabe	keine Angabe

Magnesium	350 mg/Tag	300 mg/Tag	403 mg/Tag	348 mg/Tag	389 mg/Tag	334 mg/Tag
Mikronährstoffe – Spurenelemente						
Eisen	10 mg/Tag		13,6 mg/Tag	11,4 mg/Tag	13,1 mg/Tag	11,0 mg/Tag
Jod	180 µg/Tag (Deutschland und Österreich)		232 µg/Tag	190 µg/Tag	223 µg/Tag	184 µg/Tag
Fluorid	3,8 mg/Tag	3,1 mg/Tag	keine Angabe	keine Angabe	keine Angabe	keine Angabe
Zink	14 mg/Tag	8 mg/Tag (bei einer mittleren Phytatzufuhr von 660 mg/Tag)	10,9 mg/Tag	8,8 mg/Tag	10,4 mg/Tag	8,6 mg/Tag
Selen	70 µg/Tag	60 µg/Tag	keine Angabe	keine Angabe	keine Angabe	keine Angabe
Kupfer	keine Angabe		keine Angabe	keine Angabe	keine Angabe	keine Angabe
Mangan	keine Angabe		keine Angabe	keine Angabe	keine Angabe	keine Angabe
Chrom	keine Angabe		keine Angabe	keine Angabe	keine Angabe	keine Angabe
Molybdän	keine Angabe		keine Angabe	keine Angabe	keine Angabe	keine Angabe

Quelle: Eigene Darstellung in Anlehnung an: Deutsche Gesellschaft für Ernährung e. V. o. J.c; Max Rubner-Institut 2008, S. 92ff.

Literaturverzeichnis

Bhutto, A./Morley, J. E. (2008): *The clinical significance of gastrointestinal changes with aging.* In: Current Opinion in Clinical Nutrition and Metabolic Care, 11. Jg., Heft 5, S. 651–660.

Biesalski/Grimm/Nowitzki-Grimm, S. (2020): *Taschenatlas Ernährung.* 8. Auflage, Thieme, Stuttgart.

Boeing, H. (2005): Macht Fett wirklich fett? Was ist aus Sicht der Epidemiologie gesichert? In: Ernährungs-Umschau, 25. Jg., Heft 1, S. 4–8.

Britton, E./McLaughlin, J. T. (2013): *Ageing and the gut.* In: The Proceedings of the Nutrition Society, 72. Jg., Heft 1, S. 173–177.

Deutsche Gesellschaft für Ernährung e. V (2009): *Ernährung von Senioren in stationären Einrichtungen. Mangelernährung ist keine Seltenheit.* (URL: https://www.dge.de/uploads/media/DGE-Pressemeldung-aktuell-06-2009_Senioren.pdf [letzter Zugriff: 05.05.2021]).

Deutsche Gesellschaft für Ernährung e. V. (o. J.a): 12. Ernährungsbericht 2012 - Kapitel 2 – Ernährungssituation von Seniorinnen und Senioren mit Pflegebedarf in Privathaushalten (ErnSiPP-Studie). (URL: https://www.dge.de/wissenschaft/ernaehrungsberichte/ernaehrungsbericht-2012/kapitel-2/?L=0 [letzter Zugriff: 05.05.2021]).

Deutsche Gesellschaft für Ernährung e. V. (o. J.b): *Energie.* (URL: https://www.dge.de/wissenschaft/referenzwerte/energie/?L=0 [letzter Zugriff: 05.05.2021]).

Deutsche Gesellschaft für Ernährung e. V. (o. J.c): *Referenzwerte für die Nährstoffzufuhr.* (URL: https://www.dge.de/wissenschaft/referenzwerte/ [letzter Zugriff: 05.05.2021]).

Deutsche Gesellschaft für Ernährung e. V. (2011): *Richtwerte für die Energiezufuhr aus Kohlenhydraten und Fett.* (URL: https://www.dge.de/fileadmin/public/doc/ws/position/DGE-Positionspapier-Richtwerte-Energiezufuhr-KH-und-Fett.pdf [letzter Zugriff: 05.05.2021]).

Deutsche Gesellschaft für Ernährung e. V. (2014): *Mangelernährung im Alter.* 2 Aufl. (URL: https://www.fitimalter-dge.de/fileadmin/user_upload/medien/Mangelernaehrung_im_Alter.pdf [letzter Zugriff: 05.05.2021]).

Deutsche Gesellschaft für Ernährung e.V. (2020): *14. DGE-Ernährungsbericht.* (URL: https://opac.iubh.de/cgi-bin/koha/opac-retrieve-file.pl?id=fda0ca2ba2e9af0e36776fd21942a9b0 [letzter Zugriff: 05.05.2021]).

DGS Deutsche Gesellschaft für Seniorenberatung e.V. (o. J.): *DGS Studie zum Thema gesunde Ernährung im Alter.* (URL: http://www.dgs-seniorenberatung.de/de/gesunde-ernaehrung.html [letzter Zugriff: 05.05.2021]).

Dörr, B. (2020): *Ernährung in verschiedenen Lebensphasen.* In: Vogler, C. et al. (Hrsg.): I care Pflege. Georg Thieme Verlag KG, Stuttgart, S. 453–456.

Elmadfa, I./Leitzmann, C. (2019): *Ernährung des Menschen.* 6. Auflage, Eugen Ulmer, Stuttgart.

Max Rubner-Institut (2008): *Nationale Verzehrsstudie II. Ergebnisbericht, Teil 2.* (URL: https://www.mri.bund.de/fileadmin/MRI/Institute/EV/NVSII_Abschlussbericht_Teil_2.pdf [letzter Zugriff: 05.05.2021]).

Pirlich, M. et al. (2006): *The German hospital malnutrition study.* In: Clinical Nutrition, 25. Jg., Heft 4, S. 563–572.

PricewaterhouseCoopers (2010): *Fachkräftemangel. Stationärer und ambulanter Bereich bis zum Jahr 2030.* (URL: https://www.pwc.de/de/gesundheitswesen-und-pharma/assets/fachkraeftemangel.pdf [letzter Zugriff: 05.05.2021]).

Robert Koch-Institut (2011): *Daten und Fakten: Ergebnisse der Studie »Gesundheit in Deutschland aktuell 2009«.* (URL: https://www.rki.de/DE/Content/Gesundheitsmonitoring/Gesundheitsberichterstattung/GBEDownloadsB/GEDA09.pdf?__blob=publicationFile [letzter Zugriff: 05.05.2021]).

Saltzman, J. R./Russell, R. M. (1998): *The aging gut. Nutritional issues.* In: Gastroenterology Clinics of North America, 27. Jg., Heft 2, S. 309–324.

Statistisches Bundesamt (2016): *Ältere Menschen in Deutschland und der EU.* (URL: https://www.destatis.de/DE/Themen/Gesellschaft-Umwelt/Bevoelkerung/Bevoelkerungsstand/Publikationen/Downloads-Bevoelkerungsstand/broschuere-aeltere-menschen-0010020169004.pdf?__blob=publicationFile [letzter Zugriff: 05.05.2021]).

Statistisches Bundesamt (2019): *Kinderlosigkeit, Geburten und Familien. Ergebnisse des Mikrozensus 2018.* (URL: https://www.destatis.de/DE/Themen/Gesellschaft-Umwelt/Bevoelkerung/Haushalte-Familien/Publikationen/Downloads-Haushalte/geburtentrends-tabellenband-5122203189014.pdf?__blob=publicationFile [letzter Zugriff: 05.05.2021]).

Umschau Zeitschriftenverlag AG (2003): Fit im Alter – Gesund essen, besser leben. Kampagne des Bundesministeriums für Verbraucherschutz, Ernährung und Landwirtschaft. In: Ernährungs-Umschau, 50. Jg., Heft 11, S. B41-B42.

Volkert, D./Kreuel, K./Stehle, P. (2002a): *Ernährung ab 65. Teil 1: Einstellungen älterer Menschen zu Gesundheit und Ernährung.* In: Ernährungs-Umschau, 49. Jg., Heft 11, S. 428–433.

Volkert, D./Kreuel, K./Stehle, P. (2002b): *Ernährung ab 65. Teil 2: Ernährungswissen, Informationsverhalten und Wünsche von Senioren.* In: Ernährungs-Umschau, 49. Jg., Heft 12, S. 480–485.

World Health Organization (2000): *Obesity: Preventing and managing the global epidemic.* (URL: https://apps.who.int/iris/bitstream/handle/10665/42330/WHO_TRS_894.pdf?sequence=1&isAllowed=y [letzter Zugriff: 05.05.2021]).

World Health Organization (2001): *Men, Ageing and Health. Achieving health across the life span.* (URL: https://apps.who.int/iris/bitstream/handle/10665/66941/WHO_NMH_NPH_01.2.pdf;jse ssioni [letzter Zugriff: 05.05.2021]).

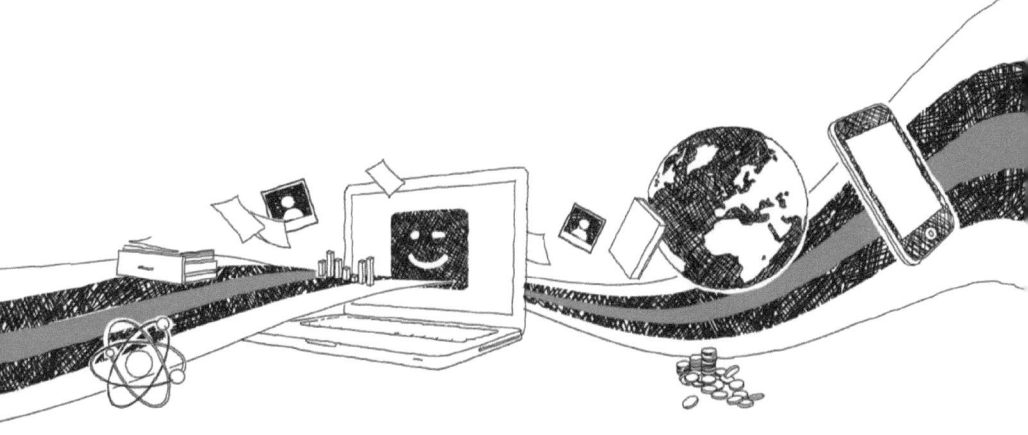
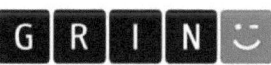